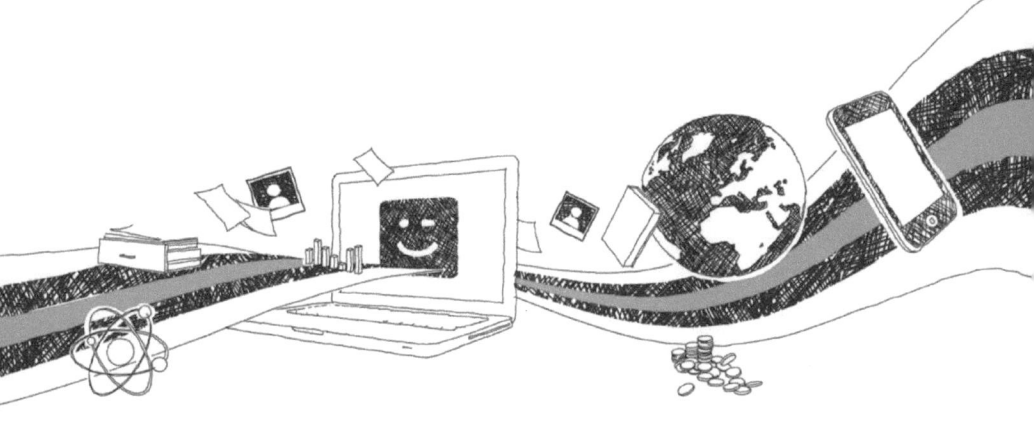
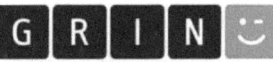

Bibliografische Information der Deutschen Nationalbibliothek:

Die Deutsche Bibliothek verzeichnet diese Publikation in der Deutschen National-
bibliografie; detaillierte bibliografische Daten sind im Internet über http://dnb.d-
nb.de/ abrufbar.

Impressum:

Copyright © 2018 GRIN Verlag
Druck und Bindung: Books on Demand GmbH, Norderstedt Germany
ISBN: 9783668835733

Dieses Buch bei GRIN:

https://www.grin.com/document/449122

Hanno Lüttmann

Prävention der nosokomialen beatmungsassoziierten Pneumonie

GRIN Verlag

GRIN - Your knowledge has value

Der GRIN Verlag publiziert seit 1998 wissenschaftliche Arbeiten von Studenten, Hochschullehrern und anderen Akademikern als eBook und gedrucktes Buch. Die Verlagswebsite www.grin.com ist die ideale Plattform zur Veröffentlichung von Hausarbeiten, Abschlussarbeiten, wissenschaftlichen Aufsätzen, Dissertationen und Fachbüchern.

Besuchen Sie uns im Internet:

http://www.grin.com/

http://www.facebook.com/grincom

http://www.twitter.com/grin_com

Fachhochschule Bielefeld
Fachbereich Wirtschaft und Gesundheit
Lehreinheit Pflege und Gesundheit

H A U S A R B E I T

im Rahmen der Lehrveranstaltung

Hygienemanagement

Prävention der nosokomialen beatmungsassoziierten
Pneumonie

Lüttmann, Hanno

Sommersemester 2018

Datum der Abgabe: 20.09.2018

Abstract

Nosokomiale Infektion haben in der Intensivpflege und Intensivmedizin eine große Bedeutung. Die beatmungsassoziierte Pneumonie stellt dabei die häufigste Komplikation
in der Intensivtherapie dar und hat großen Einfluss auf das Outcome der Patienten und
Patientinnen. Nur unter Berücksichtigung aller Risikofaktoren und unter Umsetzung ge-
eigneter Präventionsmaßnahmen lassen sich nosokomiale Infektionen vermeiden.

Schlüsselwörter

Nosokomiale, Infektion, Pneumonie, Intensivstation, Präventionsmaßnahmen,   Surveillance, Händedesinfektion

Inhaltsverzeichnis

Abbildungsverzeichnis

Tabellenverzeichnis

Abkürzungsverzeichnis

DIVI	Deutsche Interdisziplinäre Vereinigung für Intensiv- und Notfallmedizin
HAP	Hospital aquired pneumonia
HCAI	Healthcare Associated Infektion
KISS	Krankenhaus-Infektions-Surveillance-System
KRINKO	Kommission für Krankenhaushygiene und Infektionsprävention
NRZ	Nationales Referenzzentrum für Surveillance von nosokomialen Infektionen
RKI	Robert Koch Institut
VAP	Ventilator associatede pneumonia

1. Einleitung

Nosokomiale Infektionen sind eine häufige Komplikation in den Krankenhäusern; insbesondere auf den Intensivstationen haben sie einen erheblichen Einfluss auf Morbidität, Mortalität und damit verbundene Liegedauer. Die beatmungsassoziierte Pneumonie stellt die häufigste nosokomiale Infektion dar. Auf Intensivstationen in Deutschland infizieren sich jährlich etwa 11.300 Patienten, aufgrund maschineller Beatmung mit pathogenen Erregern (Dahlhoff et al., 2017, S. 14). Außerdem führen Nosokomiale Infektionen zu erhöhter Letalität, zur Verlängerung der Verweildauer und somit auch zu höheren Kosten. Die Kosten nosokomialer Infektionen werden bis zu 25000 € pro Behandlungsfall beschrieben (Gastmeier et al., 2005. o. S.). Somit ist die beatmungsassoziierte Pneumonie ein zentrales Problem der intensivmedizinischen Behandlung und stellt Arzt, Pflegepersonal und andere Akteure im Gesundheitswesen vor eine große Herausforderung bei der Infektionsprävention.

Ziel dieser Arbeit ist es, einen Überblick über Möglichkeiten der Prävention einer nosokomialen Pneumonie und die Probleme, die mit der Diagnosestellung, und Umsetzung der Präventiven Maßnahmen verbunden sind, zu geben. Zum besseren Verständnis sollen hier zuerst allgemeine medizinische Informationen zu nosokomialer Pneumonie gegeben werden. Im Anschluss werden Maßnahmen beschrieben, die den aktuellen Empfehlungen zur Infektionsprävention entsprechen. Außerdem werden alle wichtigen Maßnahmen sowie Probleme in der Umsetzung erläutert. Diese Arbeit richtet sich vor allem an das Pflegepersonal, um einen guten Überblick über die Prävention nosokomialer Pneumonien zu bekommen, aber auch an die Stationsleitungen und Krankenhaushygieniker, die für die Fort- Weiterbildung und Qualitätssicherung im Krankenhaus zuständig sind.

1

2. Nosokomiale Pneumonie

2.1 Definition

„Bei einer Pneumonie handelte es sich um eine Entzündung des Lungengewebes, meist als Folge einer mikrobiellen Infektion" (Bergen, 2014, S. 191). Im Gegensatz zu der ambulant erworbenen Pneumonie, einer der häufigsten Einweisungsdiagnosen für einen stationären Krankenhausaufenthalt, ist die nosokomiale Pneumonie eine Infektion der Atemwege, die im Zusammenhang mit einem Krankenhausaufenthalt steht. (Dettenkofer, Frank, Just, Lemmen, & Scherrer, 2018, S. 46). Das RKI definiert die nosokomiale Infektion wie folgt: „Eine Infektion wird als nosokomial bezeichnet, wenn der Infektionstag (= Tag mit dem ersten Symptom) frühestens der Tag 3 des Krankenhausaufenthaltes ist. Dabei gilt der Aufnahmetag in das Krankenhaus als Tag 1 und der Tag mit dem ersten (spezifischen oder unspezifischen) Infektionszeichen als Infektionstag" (Robert- Koch Institut, 2017). Eine nosokomiale Infektion liegt dann vor, wenn die ersten Zeichen für eine Pneumonie auftreten nachdem der Patient mehr als 48 Stunden stationär aufgenommen wurde. (Dettenkofer et al., 2018, S. 46). Auf der Intensivstation werden nosokomiale respiratorische Infekte meistens durch die invasive Beatmung eines Patienten ausgelöst. Tritt die Pneumonie nach mehr als 48-stündiger Beatmungsdauer ein, wird diese als ventilatorassoziierte Pneumonie (VAP) bezeichnet. Diese Infektion ist aufgrund maschineller Beatmung im Rahmen der intensivmedizinischen Behandlung entstanden und lässt sich klar von der HAP (hospital aquired pneumonia) abgrenzen. Diese ist ebenfalls eine Infektion der Atemwege und steht auch im direkten Zusammenhang mit dem Krankenhausaufenthalt jedoch ist sie nicht durch ein Device (Gerät), in diesem Fall die maschinelle Beatmung, ausgelöst (ebd., S. 46). Infektionen, bei denen die ersten Infektionszeichen bereits vor Aufnahme in das Krankenhaus, an Tag eins oder Tag zwei des Krankenhausaufenthaltes vorhanden sind, werden nicht als nosokomiale, sondern als mitgebrachte Infektionen klassifiziert (Robert Koch-Institut, 2017).

2.2 Epidemiologie

Nosokomiale Infektionen ziehen sich Patientinnen und Patienten im Zusammenhang mit medizinischen Maßnahmen im Rahmen eines Krankenhausaufenthaltes zu. Bei der Häufigkeit von nosokomialen Infektionen gibt es je nach Krankenhaus und Fachrichtung große Unterschiede. Auf Intensivstationen konnte bisher die höchste Infektionsgefahr für Patienten festgestellt werden. Dies hängt damit zusammen, dass die Patientinnen und Patienten einem besonders hohen Infektionsrisiko ausgesetzt sind. Zum einen sind diese Patienten schwer erkrankt und multimorbide, zum anderen spielt die Vielzahl an invasiven Maßnahmen, wie zum Beispiel eine künstliche Beatmung, eine große Roll (Gastmeier & Geffers, 2008, S 1111 ff.). In Deutschland infizieren sich jährlich ungefähr 400.000 bis 600.000 Patientinnen und Patienten im Krankenhaus mit Erregern. Von diesen Krankenhausinfektionen führen ungefähr 10.000 bis 15.000 zum Tod. „Eine Hochrechnung der Deutschen Gesellschaft für Krankenhaushygiene e. V. geht sogar von 800.000 bis 1,2 Millionen nosokomialen Infektionen und 20.000 bis 30.000 Todesfällen pro Jahr in Deutschland aus" (Walger, Popp & Exner, 2013, S. 329ff.).

Tabelle 1 Pneumonieraten assoziiert zu invasiver bzw. nicht invasiver Beatmung nach Art der Intensivstation (jeweils pro 1.000 Beatmungstage)

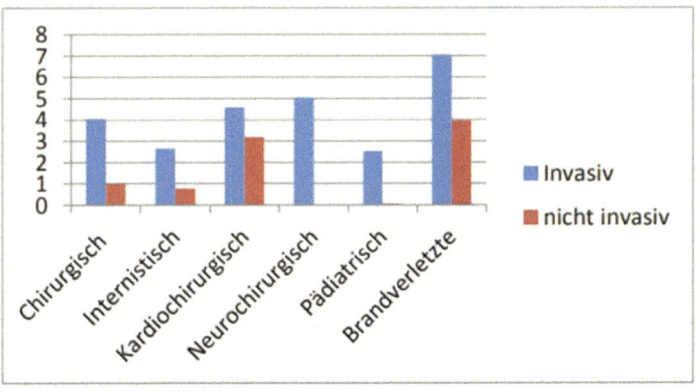

(entnommen aus: ITS-KISS 2011-2015)

Vergleicht man die verschiedenen Studien und Auswertungen des Krankenhaus-Infektion-Surveillance-System (KISS), so stellt die beatmungsassoziierte Pneumonie die häufigste nosokomiale Infektion dar. Auf Intensivstationen in Deutschland betrug die Inzidenzdichte 9,1 pro 1000 Patienten. Das sind jährlich etwa 11.300 Patienten, die sich aufgrund maschineller Beatmung mit Erregern infizieren (Dahlhoff et al., 2017, S. 14). Auch in der Nationalen Punktprävalenzstudie von 2011 zeigte sich, dass 37,8% aller dokumentierten Pneumonien in Deutschland beatmungsassoziiert sind (Dettenkofer et al., 2018, S. 46 zit. nach Kohlberg et al., 2010). Betrachtet man die Literaturangaben zur Mortalitätsraten von VPA, so lassen sich keine genauen Angaben machen, da sich die verschiedenen Studien in ihren Zahlen erheblich unterscheiden. Nach Angaben der KRINKO beträgt die Mortalitätsrate bei VAP in Deutschland 13%. „Es muss aber berücksichtigt werden, dass bei der hohen Mortalität oftmals die vorhandene Grundkrankheit eine entscheidende Rolle spielt und der Patient nicht notwendigerweise an der Pneumonie, sondern mit der Pneumonie verstirbt" (Schulz-Stübner, 2017, S. 433). Die beatmungsassoziierte Pneumonie stellt somit ein zentrales Problem der Intensiv-Medizinischen und -pflegerischen Behandlung auf Deutschlands Intensivstationen dar.

2.1 Pathomechanismen der beatmungsassoziierten Pneumonie

Bei der ventilatorassoziierten Pneumonie ist zwar die maschinelle Beatmung Hauptfokus, jedoch ist das Beatmungsgerät selbst nicht der Auslöser einer Atemwegsinfektion. Vielmehr sind der Endotrachealtubus oder die Trachealkanüle zur Sicherung der Atemwege für die Infektion verantwortlich. Durch den künstlichen Atemweg kommt es zu Kontamination, Kolonisation und schließlich zur Mirkoaspiration von Erregern (Perl & Quintel. 2011, S. 236). Pathogene Keime gelangen entlang des Tubus Richtung Cuff, dieser soll vor Aspiration schützen, jedoch kommt es immer wieder vor, dass Sekret zwischen Trachea und Cuff vorbei in die Atemwege gelangt. Es kommt zum Eintritt pathogener Keime in die Lungen, deren Vermehrung schlussendlich zur Entstehung einer Pneumonie führt (Schulz-Stübner, 2017, zit. nach Dembinski & Rossaint, 2008).

4

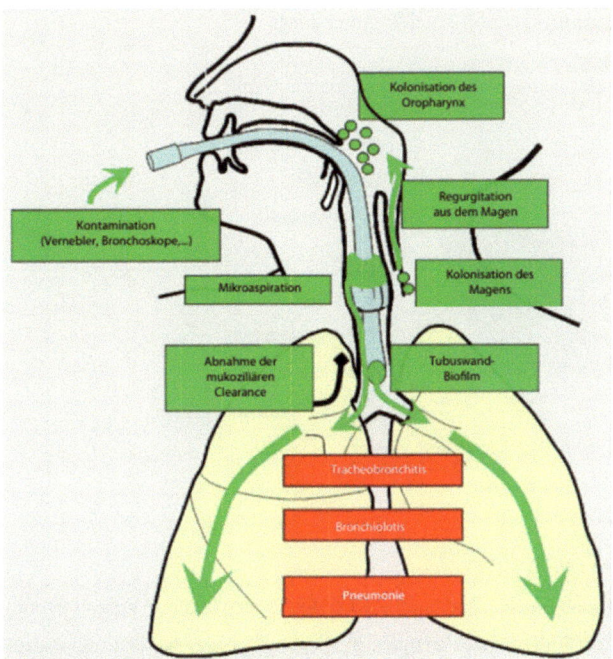

Abbildung 1 Pathomechanismen der ventilatorassoziierte Pneumonie
(entnommen aus: Dembinski & Rossaint, 2008, S. 828)

Außerdem kann sich ein Biofilm auf der Tubuswand bilden, der zur Entstehung multire-
sistenter Keime beiträgt. Zudem folgt durch die maschinelle Beatmung die Abnahme
der mukozilliären Clearance in der Lunge. Hierbei spielt vor allem die nicht ausreichen-
de Atemgasbefeuchtung, und die damit einhergehende Verlangsamung der Transport-
funktion des Flimmerepithels eine Rolle. Sekret kann somit nicht nach außen befördert
werden. Die einzige Möglichkeit, Sekret aus den unteren Atemwegen zu entfernen, ist
die endotracheale Absaugung, bei der jedoch bei nicht fachlich korrekter und hygieni-
scher Durchführung weitere Keime in die Lunge gelangen können. (Schulz-Stübner,
2017, S. 433). In der folgenden Abbildung werden die häufigsten Erreger nosokomialer
Infektionen dargestellt.

Tabelle 2 Die häufigsten Erreger nosokomialer Infektionen

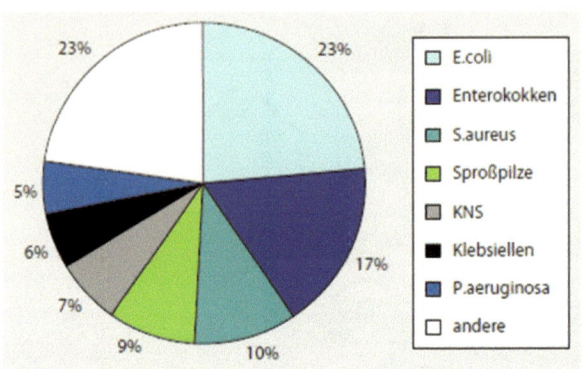

(entnommen aus: Gastmeier, 2008, S. 265)

2.2 Risikofaktoren/Prädisposition

Das Auftreten einer nosokomialen Pneumonie wird durch verschiedene Risikofaktoren begünstigt. Besonders gefährdet sind Patienten, die invasiv beatmet werden und zudem noch weitere endogene Risikofaktoren aufweisen. Hierzu gehören unter anderem ein sehr niedriges oder hohes Lebensalter, kardiopulmonale oder andere schwere Grunderkrankungen, Beeinträchtigungen des Immunsystems durch Immunsuppression, fehlende Schutzreflexe und COPD. (Bergen, 2014, S: 192). Als exogene Risikofaktoren werden Langzeitbeatmung (Beatmungsdauer Länger als 95 Stunden) Intubation und Reintubation, die Verabreichung von Sedativa, sowie thorakoabdominelle Operationen beschrieben. Mit zunehmender Beatmungsdauer und infolge von Mikroaspirationen steigt das Risiko einer nosokomialen Pneumonie kommutativ an. „Das Risiko, eine nosokomiale Pneumonie zu entwickeln, ist bei invasiv beatmeten Patienten um das 6- bis 20-fache erhöht. Dabei korreliert das Risiko mit der Beatmungsdauer" (Schulz-Stübner, 2017, S. 434). Auch kann eine Übertragung von pathogenen Erregern durch das ärztliche und pflegerische Personal zustande kommen. Hierbei ist meistens die mangelnde Händehygiene verantwortlich (Dettenkofer et al., 2018, S. 48 zit. nach Torres und Carlet, 2001).

2.3 Diagnostik

Aufgrund dessen, dass es bis heute keinen Goldstandart zur Diagnostik von nosokomialen Pneumonien gibt, gestaltet sich die Diagnosestellung einer HAP kompliziert. Durch
die nicht eindeutigen klinischen Symptome in Kombination mit anderen Grunderkrankungen lässt sich auch durch den Einsatz moderne diagnostischer Maßnahmen nicht
immer eindeutig feststellen, ob es sich um eine HAP handelt (Dettenkofer et al., 2018,
S. 46-47). Auch die lange Reihe von Differenzialdiagnosen könnten für die Verschlech-
terung eines Patienten verantwortlich sein. Differenzialdiagnostisch sind Sekretverle-
gungen, Herzinsuffizienz, Lungenarterienembolien, interstitielle Lungenerkrankungen
zu beachten. Besteht der Verdacht auf eine HAP oder VAP, muss sofort mit der Therapie begonnen werden. Je mehr Zeit vergeht, desto schlechter ist der Outcome des Patienten, und die Mortalitätsrate steigt signifikant (Dahlhoff et. al. 2017, S. 4).

Das Krankenhausinfektions-Surveillance System (KISS) fordert für die Diagnose eine
Kombination aus radiologischen und klinischen Befunden. Auch (Dahlhoff et. al. 2017
S. 4ff.) beschreibt in der S3-Leitlinie der Deutschen Gesellschaft für Anästhesiologie
und Intensivmedizin die Kombination verschiedener Befunde, die auf eine nosokomiale
Pneumonie hinweisen. In der folgenden Abbildung werden die klinischen Kriterien ei-
ner Pneumonie dargestellt.

Tabelle 3 Diagnose und Definition der Pneumonie Erwachsener nach klinischen Kriterien der Centers of Disease Control and Prevention

Klinisch definierte Pneumonie
Röntgenbefund
– Neues oder progressives und persistierendes Infiltrat
– Verdichtung
– Kavernenbildung
Und mindestens eines der Folgenden
– Leukozytose ($\geq$12^3/mm^3) oder Leukopenie (<4^3/mm^3)
– Fieber >38°C ohne andere Ursache
– Verwirrtheit ohne andere Ursache bei Patienten $\geq$70 Jahre
Und mindestens zwei der Folgenden
– Neues Auftreten von putridem Sputum oder Trachealsekret oder Veränderung des Sputums/ Trachealsekrets (Farbe, Konsistenz, Geruch) oder vermehrte respiratorische Sekretion oder vermehrtes Absaugen
– Neuer oder zunehmender Husten oder Dyspnoe oder Tachypnoe
– Rasselgeräusche oder bronchiales Atemgeräusch
– Verschlechterung des Gasaustausches (z. B. erhöhter Sauerstoffbedarf, neue Beatmungsnotwendigkeit)

(entnommen aus Perl & Quintel, 2011, S. 239)

2.4 Therapie

Besteht der Verdacht einer nosokomialen Infektion, ist nach Entnahme von adäquatem Untersuchungsmaterial und anschließender Diagnosestellung mit einer sofortigen antibiotischen Therapie zu beginnen (Dalhoff K. et al., 2017. S. 6). Die Therapie besteht darin, dass hochdosiert intravenös ein Breitspektrumantibiotikums verabreicht wird. Nachdem die Ergebnisse der mikrobiologischen Untersuchung vorliegen, gilt es, die Therapie zu deeskalieren, um Resistenzbildungen zu vermeiden (Schulz-Stübner, 2017. S. 441).

3. Prävention der nosokomialen Pneumonie

Im Folgenden werden Maßnahmen zur Prävention der nosokomialen beatmungsassoziierten Pneumonie beschrieben. Diese sind von den aktuellen KRINKO- Empfehlungen vorgegeben und gliedern sich nach verschieden Ansätzen.

3.1 Maßnahmen der Basishygiene

Die Basismaßnahmen der Prävention nosokomialer Infektion lernen Ärzte und Pflegekräfte schon während der Ausbildung kennen. Dennoch kommt es bei den einfachsten Maßnahmen zum Infektionsschutz immer wieder zu Fehlern, die verehrenden Folgen für die Patienten haben können. „Die hygienische Händedesinfektion gilt weltweit als die wirksamste Einzelmaßnahme zur Unterbrechung von Infektionsketten in Gesundheitseinrichtungen, ebenso wie in Pflegeeinrichtungen und damit zur Prophylaxe von nosokomialen Infektionen" (Händehygiene in Einrichtungen des Gesundheitswesens, 2016. S. 1191). Sie dient in erster Linie der Verhinderung der Weiterverbreitung von Krankheitserregern zum Schutz des Patienten und zum eigenen Schutz. Die Händedesinfektion gehört zu den wichtigsten prophylaktischen Maßnahmen und wird vor und nach jeder infektionsgefährdeten Tätigkeit durchgeführt. (Berndt, Wigger-Alberti, Gabard & Elsner, 2001. S. 77-80 zit. nach Kramer; Junger, & Kampf, 2005, S. 749).

3.1.1 Schutzmaßnahmen

Zu den weiteren Maßnahmen hat sich die Bereichskleidung auf den Intensivstationen etabliert. Dies erscheint sinnvoll, da ein besonders enger Patientenkontakt unerlässlich ist und somit das Risiko einer Kontamination der Kleidung steigt. Jedoch gibt es keine Studien, die belegen, dass Bereichskleidung ein Vorteil bietet (KRINKO, 2013, S. 1579). Handschuhe, Schutzkittel, Mundschutz und Schutzbrille hingegen dienen nicht nur dem eigenen Schutz vor Bakterien und Viren. Sie verhindern auch die Übertragung von Mikroorganismen von Arzt/Pflegepersonal auf den Patienten. Bei vielen pflegerischen Maßnahmen wie z.B. das Endotracheale absaugen, gilt es daher, durch einfache Schutzmaßnahme die Kontamination mit pathogenen Keimen zu verhindern (Bergen, 2014, S. 196).

9

3.1.2 Schulung von Personal

Auch hat sich die spezielle Schulung von Mitarbeitern und eine gute personelle Besetzung auf der Intensivstation als wichtiges Element des Infektionsschutzes dargestellt.
„In einer im Jahre 2002 publizierten Studie auf einer Intensivstation konnte mithilfe eines Selbststudium-Moduls inklusive Erfolgstest die Rate der beatmungsassoziierten
Pneumonie von 12,6 auf 5,7 Infektionen pro 1.000 Beatmungstage [...] gesenkt werden
(Gastmeier, Daschner & Rüden, 2005 S. 119-121 zit. nach Jatzwauk, 2014. S. 66). Die
stetige Fort- und Weiterbildung des ärztlichen und pflegerische Personals stellt somit
eine wichtige Rolle bei der Vermeidung von HAP dar. Auch die personelle Besetzung
auf Intensivstationen steht im Zusammenhang mit erhöhten Infektionen. Durch Zeitmangel und Unterbesetzung vernachlässigen die Pflegekräfte hygienische Standards,
was zu enormen Problemen führen kann (Schulz-Stübner, 2017, S. 444). Somit ist die
Forderung der DIVI, dass eine Pflegekraft für zwei Intensivbehandlungsplätze erforder-
lich ist, zwingend einzuhalten. Die DIVI stützt sich bei diesen Empfehlungen auf verschiedene Studien, die belegen, dass durch ein höheres Pflege-zu-Patient-Verhältnis
Komplikationen wie Medikationsfehler, nosokomiale Infektionen, Dekubitus-
Geschwüre und andere kritische Zwischenfälle vermieden bzw. reduziert werden (Jorch,
G. et al., 2010, S.14ff.).

3.2 Surveillance

Eines der wichtigsten Elemente, um Aussage zur Effizienz von Hygienemaßnahmen
und das Auftreten von HAP zu machen, stellt die Surveillance, eine fortwährende
Überwachung und Analyse von nosokomialen Infektionen, dar (Mutters & Mutters,
2016, S. 265). Vom Nationales Referenzzentrum (NRZ) für Surveillance von nosokomialen Infektionen wurde 1996 die Methode entwickelt, mit der Stationen und Abtei-
lungen in der Lage sind, nach einheitlicher Methode eine Surveillance nosokomialer Infektionen durchzuführen. Die Datenerhebung erfolgt prospektiv auf den jeweiligen Stationen. Das extra dafür entwickelte Krankenhaus-Infektions-Surveillance-System
(KISS) besteht aus mehreren Modulen zur Erfassung nosokomialer Infektionen. Um die
Aussagekraft der Daten zu steigern, erfolgt im KISS keine krankenhausweite Erfassung,
es werden einzelne Risikobereiche innerhalb eines Krankenhauses erfasst wie z.B. (ITS
KISS) für die Intensivstation. Die gesammelten Daten werden regelmäßig dem NRZ

übermittelt und dort analysiert. Auf diese Weise lassen sich Daten zur Infektionsrate kontinuierlich erfassen und auswerten. Vor allem aber können Vergleiche zu anderen Krankenhäusern und Intensivstationen in Deutschland gemacht werden. So können auffällig hohe oder niedrige Infektionsraten überprüft werden, um die Ursachen herauszufinden. Dies trägt maßgeblich zur Qualitätssicherung bei (Surveillance nosokomialer Infektionen, 2016, S. 4-5). Das NRZ beschreibt, „dass die fortlaufende, systematische Erfassung, Analyse und Interpretation relevanter Daten zu nosokomialen Infektionen sowie deren Feedback an das ärztliche und pflegerische Personal die Häufigkeit nosokomialer Infektionen reduzieren kann" (ebd., S. 4-5). In einer SENIC-Studie aus den USA die 1976 durchgeführt wurde, konnte durch Surveillance von Hygienefachpersonal eine Senkung der nosokomialen Infektion um 32% erreicht werden. In Krankenhäusern, die kein Surveillance durchführten, stieg die Infektionsrate um 18% (Geffers, Rüden & Gastmeier, 2002. zit. nach Jatzwauk, 2014, S. 66). Ähnliche Ergebnisse zeigen sich auch in Deutschland. In der unten aufgeführten Tabelle zeigt sich bereits 24 Monate nach Teilnahme an KISS eine signifikante Senkung der Infektionsrate auf der Intensivstation (Semmelweis, 1988, S. 46-59 zit. nach Jatzwauk 2014, S 67).

Tabelle 4 Durchschnittliche nosokomiale Infektionsraten von mindestens 2 Jahre die ununterbrochen am Surveillance-System KISS teilnehmender Intensivstationen

Infektionsart	Anzahl der teilnehmenden Intensivstationen	Infektionen im ersten Jahr	Gepoolte Infektionsrate im 1. Jahr	Gepoolte Infektionsrate im 2. Jahr	Relatives Risiko (CI95)
Beatmungsassoziierte Pneumonie	184	2341	10,9	8,0	0,74 (0,69-0,79)
ZVK-assoziierte Sepsis	184	745	2,1	1,7	0,81 (0,73-0,91)
Postoperative Wundinfektion	159	1217	2,2	1,8	0,80 (0,74-0,87)

(entnommen aus: Jatzwauk, 2014, S. 66)

3.3 Apparativ-technische Maßnahmen

Die apparativ-technischen Maßnahmen, sind vor allem die Maßnahmen, die mit den jeweiligen Geräten und der Ausstattung auf Intensivstationen zusammenhängen. Im Folgenden werden die wichtigsten Maßnahmen aufgeführt.

3.3.1 Beatmungsschläuche

Die Verwendung von Beatmungsschläuchen sollte auch bei Kurzzeitbeatmung patientengebunden erfolgen. Studien zufolge sollen Beatmungsschläuche nicht öfter als alle sieben Tage gewechselt werden, es sei denn, es ist eine Beschädigung oder sichtbare Verschmutzung erkennbar (Bergen, 2014, S. 197).

3.3.2 Aktive und passive Atemgasbefeuchtung

Beatmungsfilter dienen dazu, die Atemluft anzufeuchten und zeitgleich eine Kontamination mit Mikroorganismen zu vermeiden. Es werden zwischen verschiedenen Filtern unterschieden. Zum einen die HME-Filter, die zur passiven Atemgasbefeuchtung dienen. Hierbei wird die feuchte Ausatemluft des Patienten genutzt, um die Luft anzufeuchten. Zum anderen gibt es die HMEF-Filter, die gleichzeitig als Filterfunktion für Mikroorganismen dienen. Der Wechsel dieser speziellen Filter erfolgt je nach Herstellerangaben meistens täglich (Krankabetter et al., 2006 zit. nach Dettenkofer et al., 2018, S. 57). Eine gute Alternative zur passiven Befeuchtung ist die Nutzung eines Kaskardensystems oder auch Kaskardenverdampfer zur aktiven Befeuchtung der Atemwege. Hier wird steriles Wasser in einem Behälter erhitzt, und es entsteht Wasserdampf, der während der Inspiration der Luft beigefügt wird, um somit die Bronchien zu befeuchten. Aus Sicht der Hygiene gibt es jedoch keinen entscheidenden Vorteil der jeweiligen Verfahren. Aus ökonomischer Sicht werden jedoch meistens die günstigeren HME- Filter verwendet (Krankabetter et. al., 2006 zit. nach Dettenkofer et al., 2018, S. 57).

3.3.3 Beatmungszubehör

Pathogene Keime gelangen entlang des Tubus Richtung Cuff, dieser soll von Aspiration schützen, jedoch kommt es immer wieder vor, dass Sekret am Cuff vorbei in den Atemwegen gelangt (Schulz-Stübner, 2017, zit. nach Dembinski & Rossaint). Aus diesem Grund sollte der Cuffdruck mindestens einmal pro Schicht gemessen werden, und im Bereich zwischen 20-30cm Wassersäule liegen so sollverhindert werden, dass Sekret zwischen Cuff und Trachea in die Lunge gelangt. Dies kann zwar keine Mikroaspiration verhindern, jedoch minimiert sie das Risiko. Als weiteres Beatmungszubehör gibt es spezielle Endotrachealtuben, sie haben ein weiteres Lumen oberhalb des Cuffs, so lässt sich Sekret, das sich oberhalb des Cuff angesammelt hat, einfach absaugen. In mehreren Studien konnten besonders bei Patienten mit einer langen Beatmungsdauer positive Effekte mit einer subglottischen Absaugung erreicht werden (Dettenkofer et al., 2018, S.

51). Auch der Einsatz von offener und geschlossener endotrachealer Absaugung wird stark diskutiert. Beim offenen System muss vor jedem Absaugen der Beatmungsschlauch vom Patienten getrennt werden. Ein unter Sog stehender steriler Katheter wird über den Tubus in die Trachea geschoben und kann dort vorhandenes Sekret absaugen. Im Gegensatz dazu bleibt bei der geschlossen Absaugung der Beatmungsschlauch mit dem Tubus verbunden. Der Absaugkatheter befindet sich in einem geschlossenen Raum, der aus einer Plastikhülle besteht. Der Absaugkatheter kann ohne Diskonnektion vom Patienten in die Trachea vorgeschoben werden und bietet einige Vorteile. Dieses System kommt vor allem bei Patienten mit multiresistenten Erregern zum Einsatz. Jedoch lässt sich durch keine Studie eine Senkung der Infektionsrate bei Verwendung einer geschlossenen Absaugung feststellen (Bergen, 2014, S. 198-199).

3.4 Patienten bezogene Maßnahmen

Unter patientenbezogenen Maßnahmen werden Maßnahmen beschrieben, die direkt mit dem Patienten verbunden werden. Hierzu gehören unter anderem die Lagerung, spezielle Mundpflege, sowie Minimierung der Prädisposition durch Atemtraining, Optimierung des Ernährungszustands und optimaler Therapie der bestehenden Grunderkrankungen (KRINKO, 2013 o. S.) Im nächsten Abschnitt werden die wichtigsten Aspekte zur Vermeidung nosokomialer Pneumonie beschrieben.

3.4.1 Vermeidung von Intubation und Beatmung

Aufgrund der Tatsache, dass durch maschinelle Beatmung eines Patienten das Risiko einer VAP enorm steig, erscheint eine Vermeidung der Intubation als recht einfach. Jedoch ist dies nicht immer möglich. Vielmehr sollte das Intensivmedizinische und pflegerische Personal immer die Notwendigkeit einer solchen Beatmung in Frage stellen und nur im äußersten Notfall eine Invasive Beatmung in Betracht ziehen. (Bischoff, Geffers & Gastmeier, 2014, S. 633). Die KRINKO empfiehlt die engmaschige Überwachung der Atemgasparameter, und unter Abwägen der Kontraindikationen eine nichtinvasive Beatmung der Intubation vorzuziehen. Sollte es dennoch zu einer Intubation kommen, so ist die orotracheale Intubation gegenüber der nasotrachealen Intubation vorzuziehen. Hierbei besteht das Risiko einer Nekrose an der Nasenschleimhaut und dass der Nasenebenhöhleninfektion (ebd., S. 633). Eine Lungenprotektive Beatmung durch niedrige Beatmungsdrücke, flache Sedierung und die Dokumentation mittels Sedierungs- und Weaningprotokolls sollen außerdem zur Prävention und frühzeitiger Extubation dienen (Schulz-Stübner, 2017, S. 445).

3.4.2 Hygienische Mundpflege

Für die Prävention nosokomialer Pneumonien spielt die hygienische Mundpflege eine große Rolle. Bei beatmeten Patienten besteht kein Schluckreflex, es sammelt sich Sekret im Nasen-und Rachenraum an. Dies bietet ein optimales Erregerreservoir. Eine regelmäßige, standardisierte und korrekt durchgeführte Mundpflege und aseptische Mundspülung hat deswegen einen enorm hohen Stellenwert (Kappstein, 2009, S 258). „Die KRINKO empfiehlt eine regelmäßige Mundpflege mit antiseptischen Substanzen mit nachgewiesener Wirksamkeit" (Bischoff et. al., 2014. S. 633). Ullrich, Stolecki & Grünewald empfehlen in ihrem Buch für Intensivpflege und Anästhesie eine Mundpflege mit Chlorhexidin unter Berücksichtigung der Krankenhauseigenen Mundpflegestandards (siehe Anhang) (Ullrich, Stolecki & Grünewald, 2010, S. 208).

3.4.3 Lagerung

Die Oberkörperhochlagerung von Beatmungspatienten um 30-45° galt bis vorkurzem als empfohlene Maßnahme zur Infektionsprävention. In mehreren klinischen Studien konnte jedoch deren Effekt nicht ausreichend belegt werden. Zumal bei den meisten Patienten aufgrund anderer Behandlungsziele, wie einer Stabilisierung der Herzkreislaufsituation oder der Dekubitusprophylaxe, eine Hochlagerung des Oberkörpers nicht möglich ist. Laut KRINKO-Empfehlungen gibt es derzeit keine Evidenz, dass die Oberkörperhochlagerung zu einer Senkung der Pneumonierate führt. Ggf. kann sich die Lagerung des Patienten in Kombination mit anderen Präventiven Maßnahmen positiv auswirken (Bischoff et. al., 2014. S. 633). Auch wenn der Stellenwert der Oberkörperhochlagerung für die Prävention von Pneumonien derzeit unklar ist, sollte die flache Rückenlage speziellen Indikationen vorenthalten bleiben. Die Oberkörperhochlagerung des Patienten kann sich in Kombination mit anderen Präventiven Maßnahmen durchaus positiv auswirken, wenn auch mit geringem Evidenzgrad (Bischoff et. al., 2014. S. 633) (Dettenkofer et. al., 2018, S. 52).

3.4.4 Bündel von Präventionsmaßnahmen

Bündel sind Maßnahmen einer Gruppe, die aus einfachen Interventionsmaßnahmen bestehen. In Verbindung mit Schulung der Mitarbeiter und interdisziplinärer Zusammenarbeit fördern sie unter anderem das Verständnis, die Kenntnisse von Maßnahmen zur Infektionsprävention und verbessern so das Outcome des Patienten. In vielen Publikationen konnte die Effektivität dieser Bündel im Zusammenhang mit anderen Assessments wir Checklisten, strukturiertes Feedback als HAP und VAP Präventionsmaßnahme nachgewiesen werden (Rosenthal, 2012. o. S. zit. nach Schulz-Stübner, 2017, S. 449). Durch das Krankenhaus-Infektions-Surveillance-System kann der Effekt von Bündeln und Erfolg überprüft werden. In einer Studie von Berenholz, Pharm & Thompson et. al., (2011) konnte durch Bündelung von Präventionsmaßnahmen und Surveillance eine VAP-Reduktion um bis zu 71% erreicht werden (Bischoff et. al., 2014, S. 633). In der folgenden Abbildung sind die wichtigsten Maßnahmen zur Prävention einer nosokomialen Pneumonie dargestellt.

Tabelle 5 Bündel von Präventionsmaßnahmen einer beatmungsassoziierten Pneumonie

Maßnahme zur Prävention einer beatmungsassoziierten Pneumonie	Maßnahme zur Prävention einer katheterassoziierten Sepsis
Händehygiene	Händehygiene
Regelmäßige Personalschulung und Überprüfung der Maßnahmen	Regelmäßige Personalschulung und Überprüfung der Maßnahmen
Nichtinvasive Maskenbeatmung	Bevorzugung der V. subclavia
Orotracheale Intubation	Vermeidung der V. femoralis
Cuffdruckkontrolle	Maximal sterile Barrieremaßnahmen bei der Anlage des zentralen Venenkatheters
Subglottische Sekretdrainage	Verwendung von Hautdesinfektionsmitteln mit Remanenz
Antiseptische Mundpflege	Generelle Dekolonisationsmaßnahmen
Geschlossene Absaugsysteme	Desinfektion vor Manipulation am Hub
Patientenbezogene Beatmungsschläuche und Wechsel nach ≥7 Tagen	Einhalten der empfohlenen Wechselintervalle bei Infusionen
Strenge Indikation für Stressblutungsprophylaxe	Einzeldosisbehältnis nur für einen Patienten und nur einmal verwenden
Enterale Ernährung	Desinfektion der Einstichstelle beim Verbandswechsel

(entnommen aus: Bischoff et al., 2014. S. 634)

4. Auszug aus der Praktischen Tätigkeit

Betrachtet man die Situation aus Sicht des Pflegepersonals, so lässt sich erkennen, dass das Pflegepersonal viel Wissen über nosokomiale Infektionen und die damit verbundenen präventiven Maßnahmen hat. Gerade auf der Intensivstation arbeiten Pflegekräfte mit langer Berufserfahrung und viele haben eine Fachweiterbildung für Intensivpflege - und Anästhesie. Dies befähigt sie, Risikopatienten zu identifizieren und adäquate Präventionsmaßnehme durchzuführen, um nosokomiale Infektionen zu vermeiden. Auch die Surveillance von Patienten und Patientinnen wird größtenteils von der Pflege übernommen, Pflegekräfte sind für die Entnahme von Blut- und Urinproben zuständig, saugen Trachealsekret zur mikrobiologischen Diagnostik ab und messen Vitalparameter. Somit leisten sie einen Großteil der Arbeit im Rahmen der Infektionsprävention.

Die enge Zusammenarbeit im interdisziplinären Team wie Ärzte, Mikrobiologen und Hygienefachkräfte sollte die Kompetenzen im Rahmen der Infektionsprävention der Pflegekräfte fördern. So erwartet man, dass in der Praxis dieses Thema allgegenwärtig ist und dass immer professionell nach aktuellen Standards und Empfehlungen der KRINKO gehandelt wird. Dies ist jedoch nur bedingt der Fall. So bin ich während meiner fünfjährigen Tätigkeit auf einer interdisziplinären Intensivstation immer wieder auf Situationen gestoßen, in denen nicht nach aktuellen Standards gepflegt wurde. Nicht weil das ärztliche und pflegerische Personal unhygienisch arbeitet oder Präventionsmaßnahmen wissentlich vernachlässigt hat. Sondern aufgrund mangelnder Fort- und Weiterbildung, Durchführung von veralteten Methoden, Personalmangel, Zeitdruck und teilweise auch Unwissenheit sehr junger Kollegen und Kolleginnen. Auch sind viele nicht auf dem aktuellen Stand der Forschung und der neusten Empfehlungen des RKI. Bei meiner Recherche zu dieser Arbeit habe ich auf der Intensivstation mit vielen Kollegen und Kolleginnen über die Vermeidung nosokomialer beatmungsassoziirter Pneumonie gesprochen. Dabei ist mir aufgefallen, dass viele Präventionsmaßnahme bekannt waren jedoch das viele die neusten Empfehlungen gar nicht kannten. Auch Studien zu diesem Thema wie Inzidenzraten und Letalität in Deutschland schienen den Pflegekräften nicht bekannt zu sein, und viele waren überrascht als, ich erzählt habe, wie viele Fälle es in Deutschland gibt und wie wichtig unsere Arbeit bei der Prävention ist. So stellt sich mir viele Fragen, wieso es zu einer derartigen Wissenslücke gekommen ist. Alle Pflegekräfte, mit denen ich gesprochen haben, waren sehr interessiert und froh über neue Erkenntnisse zu diesem Thema. So schließe ich ein generelles Desinteresse seitens des Pflegepersonals aus. Doch woran liegt es, dass die Pflege so wenig Informationen bekommt? Sollte in diesem Zusammenhang nicht viel mehr Information und Rückmeldungen durch die Krankenhaushygieniker, Ärzte und der Pflegerischer Leitung kommen? Bei so vielen nosokomialen Infektionen in Deutschland hat das Thema in der Praxis einen zu niedrigen Stellenwert. Auch die Tatsache, dass das Pflegepersonal, den größten Teil der Arbeit bei der Vermeidung von Infektionen leistet, keinerlei Statistiken über Anzahl der nosokomialen Infektion auf ihrer eigenen Station bekommen, ist sehr erschreckend. Wieso wird das Pflegepersonal, das sowieso an enormen Druck und Zeitmangel leidet, nicht für die Erfolge belohnt, die durch Prävention von Infektionen bei Risikopatienten eigefahren wird? Es geht nicht immer nur um die Rate der Infektionen, sondern auch darum, bei welchen Risikopatienten gute Arbeit geleistet wurde, um eine Infektion zu vermeiden. Das Pflegepersonal leistet großartige Arbeit, jedoch werden Arbeit und Erfolg nur wenig Wertschätzung entgegengebracht.

So gilt es in Zukunft, eine Verbesserung der Informationsweitergabe von neusten Empfehlungen, Studienlage und auch Statistiken der eigenen Station an das Pflegepersonal weiterzugeben. Dies wird einen großen Beitrag leisten, um die Infektionsrate nosokomialer Infektionen zu reduzieren und der Pflege mehr Professionalität und Wertschätzung entgegenbringen.

5. Fazit

Im Rahmen einer systematischen Literaturrecherche konnten Maßnahmen für die Prävention nosokomialer Pneumonie für die eingebunden Akteure aus dem Infektionsschutzgesetz, den Hygieneverordnungen der Länder und den bestehenden Empfehlungen der KRINKO abgeleitet werden. Die Reihe der notwendigen Hygienemaßnahmen im Intensivbereich ist komplex, und es bedarf einer stetigen Fort- und Weiterbildung der Mitarbeiter. Von entscheidender Bedeutung hierbei ist die Akzeptanz und Wille der Mitarbeiter, die maßgeblich für die Reduktion nosokomialer Infektionen verantwortlich sind (Mutters et al. 2016, S. 265). Zusammen mit der Händedesinfektion stellt die Einführung von Maßnahmenbündeln die wichtigste Präventionsmaßnahme dar. Ein wichtiges Instrument bei der Infektionsprävention ist die Surveillance, mit der die Einrichtungen in der Lage sind, die eigenen Schwächen im Hygienemanagement zu erkennen und gegebenenfalls die notwendigen Hygienemaßnahmen inklusive der Schulung des Personals zu verstärken (Panknin, 2005, S. 8). Die Erfassung der Daten sollte sich haupt-sächlich auf die Risikobereiche mit erhöhten Raten nosokomialer Infektionen konzent-rieren. Auf den Intensivbereichen ist es sinnvoll, die Methoden die etablierten Sur-veillance-Systeme anzuwenden. Die Daten sollten regelmäßig mit allen Mitarbeitern be-sprochen werden und somit die Ausgangslage für regelmäßige Fortbildung zum Infekti-onsprävention bilden. Fazit muss sein, die Aufmerksamkeit zu diesem Thema zu ver-stärken und durch Hinzunahme epidemiologischer und mikrobiologischer Methoden die Risikofaktoren zu erkennen, um die Probleme zu reduzieren. Außerdem ist die konse-quente Fort- und Weiterbildung des Pflegepersonals, die Einhaltung von Personalvor-gaben der DIVI in Kombination mit Bündelung von Präventionsmaßnahmen die beste Strategie (Bischoff et. al., 2014, S. 636.). Die Umsetzung präventive Maßnahmen und die Reduktion nosokomialer Infektionen gelingt jedoch nur bei voller Motivation und Problembewusstsein unter Einbindung aller Mitarbeiter.

Vorschläge des Autors zur Optimierung von Präventionsmaßnahmen

➤ Konsequente Umsetzung von infektionspräventiven Maßnahmen

➤ Einhaltung der aktuellen KRINKO-Empfehlungen

➤ Regelmäßige Fort- und Weiterbildung zu geeigneten Präventionsmaßnahen

➤ Information der Mitarbeiter über neueste Richtlinien und Studien durch den Krankenhaushygieniker

➤ Systematisches Surveillance der nosokomialen Infektion inklusive regelmäßiger Information und Diskussion der Mitarbeiter über die gesammelten Daten

➤ Tägliche Visite im Beisein eines Krankenhaushygienikers

➤ Einhaltung der DIVI-Richtlinien zur Personalbesetzung auf der Intensivstation (Eine Pflegekraft für maximal zwei Patienten)

Abbildung 2 Vorschläge des Autors zu Optimierung von Präventionsmaßnahmen

Literaturverzeichnis

Bergen, P. (2014). *Basiswissen Krankenhaushygiene.* (4., aktualisierte Auflage). Hannover: Schlütersche Vertragsgesellschafft

Bischoff, P., Geffers, C. & Gastmeier, P. (2014). Hygienemaßnahmen auf der Intensivstation. *Medizinische Klinik- Intensivmedizin und Notfallmedizin,* 8, 627-639.

Definitionen nosokomialer Infektionen für die Surveillance im Krankenhaus-Infektions-Surveillance-System – KISS-Definitionen – Nationales Referenzzentrum für Surveillance von nosokomialen Infektionen, (2017). Robert Koch-Institut.

Dalhoff, K., et al., (2017). *Epidemiologie, Diagnostik und Therapie erwachsener Patienten mit nosokomialer Pneumonie. S-3 Leitlinie der Deutschen Gesellschaft für Anästhesiologie und Intensivmedizin e.V., der Deutschen Gesellschaft für Infektiologie e.V., der Deutschen Gesellschaft für Hygiene und Mikrobiologie e.V., der Deutschen Gesellschaft für Pneumologie und Beatmungsmedizin e.V. und der Paul-Ehrlich-Gesellschaft für Chemotherapie e.V.*

Dembinski, R., & Rossaint, R., (2008). Ventilatorassoziierte Pneumonie. *Der Anästhesist,* 8, 825-841.

Dettenkofer, M., Frank, U., Just, H.-M., Lemmen, S., & Scherrer, M., (Hrsg.). (2018). *Praktische Krankenhaushygiene und Umweltschutz.* (4. Auflage). Berlin: Springer

Gastmeier, P., (2008). Prävention nosokomialer Infektion. *Der Chirurg,* 3, 263-272.

Gastmeier P, Geffers C., (2008). *Nosokomiale Infektionen in Deutschland: Wie viele gibt es wirklich?* S.1111-1111.

Jatzwauk, L., (2014). *Hygienestandards auf der Intensivstation.* (S. 65-69). Leipzig: o. V.

Jorch, G., Kluge, S., König, F., Markewitz, A., Notz, K., Parvu, V., Quintel, M., Schneider, D., Sybrecht, W. & Waydhas, C. (2010). *Deutsche Interdisziplinäre Vereinigung für Intensiv- und Notfallmedizin (DIVI)Empfehlungen zur Struktur und Ausstattung von Intensivstationen*

Kappstein, I., (2009). *Nosokomiale Infektion. Prävention-Labordiagnostik-Antimikrobielle Therapie.* (4., Auflage). Stuttgart: Thieme

Kramer, A.; Junger, M. & Kampf, G. (2005). Hygienische und dermatologische Aspekte der Händedesinfektion und der prophylaktischen Hautantiseptik. *Der Hautarzt.* 8, 743-751.

Mutters, R. & Mutters, N.T., (2016). Hygienemaßnahmen auf der Intensivstation. *Medizinische Klinik-Intensivmedizin und Notfallmedizin*, 4, 265-266.

Nationales Referenzzentrum für Surveillance von nosokomialen Infektionen (Abgerufen am 30.08.2018 von: http://www.nrz-hygiene.de/surveillance/kiss/

Panknin, H., (2005). Wie können Nosokomiale Infektionen verhindert werden? – Ein Internationaler Überblick. *Pflegezeitschrift*, 6, 2-8.

Perl, T. & Quintel, M., (2011). Nosokomiale Pneumonie. Prävention und Diagnostik. *Der Anästhesist*, 3, 236-242.

Prävention der nosokomialen beatmungsassoziierten Pneumonie. Empfehlungen der Kommission für Krankenhaushygiene und Infektionsprävention (KRINKO) beim Robert Koch-Institut. (2013*). Bundesgesundheitsblatt- Gesundheitsforschung-Gesundheitsschutz.* (S. 1575-1590). Berlin: Springer.

Robert Koch-Institut (Hrsg.). (2015). *Gesundheit in Deutschland. Gesundheitsberichterstattung des Bundes. Gemeinsam getragen von RKI und Destatis.* Berlin: RKI

Schwarzkopf, A. (2016). *Multiresistente Erreger im Gesundheitswesen. Hygienemaßnahmen in medizinischen und pflegerischen Einrichtungen.* (2. Auflage) Wiesbaden: mhp Verlag GmbH

Schulz-Stübner, S. (Hrsg.). (2017). *Repetitorium. Krankenhaushygiene, hygienebeauftragter Arzt und ABS-beauftragter Arzt.* (2.Auflage). Berlin: Springer

Ullrich, L., Stolecki, D. & Grünwewald, M. (Hrsg.). (2010). *Intensivpflege und An-ästhesie* (2. Auflage). Stuttgart: Thieme

Walger P, Popp W. & Exner M., (2013). *Stellungnahme der DGKH zu Prävalenz, Letalität und Präventionspotenzial nosokomialer Infektionen in Deutschland 2013.* Hyg Med, 38, 329-338.

Anhang

Pflegestandards Intensivstationen der Xxxxxx-Stiftung

1 Standard Mundpflege beim beatmeten Patienten

Die Durchführung einer regelmäßigen, professionellen Mundpflege beim beatmeten Patienten ist eine Verpflichtung, die sich für die Pflegekräfte aus den Empfehlungen der Kommission für Krankenhaushygiene und Infektionsprävention (KRINKO) beim Robert Koch-Institut (RKI) ergibt (Empfehlung Kat. 1A).
Regelmäßig heißt, dass die Mundpflege ca. alle sechs Stunden durchgeführt wird. Dieses beinhaltet zweimal eine große Mundpflege (GM) und zweimal eine kleine Mundpflege (KM) durchgeführt in folgender Reihenfolge (GM, KM, GM, KM).
Die Mundpflegeprodukte werden jeweils für 24 Stunden für den jeweiligen Tag und Patienten vorbereitet.

1.1 Große Mundpflege

1.1.1 Vorbereitung
- Händesinfektion

Bereitstellung von Materialien
- Handschuhe, Mundschutz, Schutzkittel, ggf. Taschenlampe oder andere Lichtquelle, Absaugkatheter Größe patientenindividuell
- Mundpflege Set Toothette 6573 – bestehend aus 1 Saugzahnbürste + Anschlussadapter, 1 Toothette Plus Mundtupfer, 1 Reinigungslösung, 2 g Mundbefeuchter
- 1 Toothette Plus Mundtupfer 6070-x
- Octenidol 60 ml – Antiseptikum (nach Anbruch max. 72 h verwendbar)
- Bepanthen Augen- und Nasensalbe

1.1.2 Durchführung
- Händedesinfektion, Handschuhe, Mundschutz, Schutzkittel anziehen
- Cuff-Druckkontrolle (20-25 mmHg, bzw. nach Beatmungsdruck)
- Absaugen des Mund- und Nasenbereichs mit Absauggerät

- Handschuhe ablegen, Händedesinfektion, neue Handschuhe anziehen
- Mechanische Zahn- und Zungenreinigung mit Absaugzahnbürste
- Inspektion der Mundhöhle (ggf. Lichtquelle benutzen)
- Octenidol mit Tupfer auftragen (Einwirkzeit 30 sec. beachten)
- Mundbefeuchter mit Tupfer auftragen
- Tubuslage wechseln und fixieren
- Kontrolle der Tubustiefe

- Handschuhwechsel und Händedesinfektion, **sterile** Folienhandschuhe anziehen
- Endotracheale Absaugung
- Bei sehr trockenen Lippen ggf. Bepanthensalbe auftragen

- Handschuhe ablegen und Händedesinfektion
- Auskulation der Lunge beidseitig

1.1.3 Nachbereitung
- Dokumentation
- Arbeitsplatz aufräumen
- Flächen desinfizieren

1.2 Kleine Mundpflege

1.2.1 Vorbereitung
- Händesinfektion

- Handschuhe, Mundschutz, Schutzkittel, ggf. Taschenlampe oder andere Lichtquelle, Absaugkatheter Größe patientenindividuell
- 3 Toothette Plus Mundtupfer 6070-x
- Aqua 20ml -1 Ampulle
- Mundbefeuchter 14g 6083-x (nach Anbruch max. 72 h verwendbar)
- Bepanthen® Augen- und Nasensalbe

1.2.2 Durchführung
- Händedesinfektion, Handschuhe, Mundschutz
- Cuff-Druckkontrolle
- Absaugen des Mund- und Nasenbereichs mit Absauggerät (nur wenn Alternative benutzt wird)

- Handschuhwechsel und Händedesinfektion neue Handschuhe anziehen
- Inspektion der Mundhöhle (ggf. Lichtquelle benutzen)
- Reinigung der Mundschleimhaut mit Tupfer
- Mundbefeuchter mit Tupfer auftragen
- Bei sehr trockenen Lippen ggf. Bepanthensalbe auftragen

- Handschuhe ablegen und Händedesinfektion

1.2.3 Nachbereitung
- Dokumentation
- Arbeitsplatz aufräumen
- Flächen desinfizieren

Version 2

Übersicht – Mundpflegeprodukte

Große Mundpflege
- Set Bild B Nr.6573-x 2x
- und bei Bedarf Bild C Nr. 6070-x

Kleine Mundpflege
- Bild C Nr. 607o-x drei Tupfer
- Bild A Nr. 6083-x Mundbefeuchter max. 72 h verwendbar

Produkte	Indikation und Anwendung
Toothette Plus Mundbefeuchter 14g Nr.6083-x A	<ul><li>Bei der Mundpflege</li><li>Zur Befeuchtung der Lippen und Mundschleimhäute</li><li>Erfrischt und beruhigt die Mundschleimhaut</li><li>Nach Anbruch max. 72 h verwendbar</li></ul>
Mundpflegeset Toothette: Nr. 6573-x Saugzahnbürste, Mundtupfer, Reinigungslösung, 2g Mundbefeuchter B	<ul><li>Bei der großen Mundpflege</li><li>Saugzahnbürste für die mechanische Zahnreinigung</li><li>Adapter für die Saugzahnbürste</li><li>Mundtupfer zum auftragen des Octenidols und zum auftragen der Mundbefeuchtungscreme</li></ul>
Toothette Plus Mundtupfer Nr. 6070-x Mundtupfer einzeln verpackt C	<ul><li>Bei der kleinen Mundpflege</li><li>Reinigung der Mundschleimhaut</li><li>Zum Auftragen der Mundbefeuchtungscreme</li></ul>

Version 2

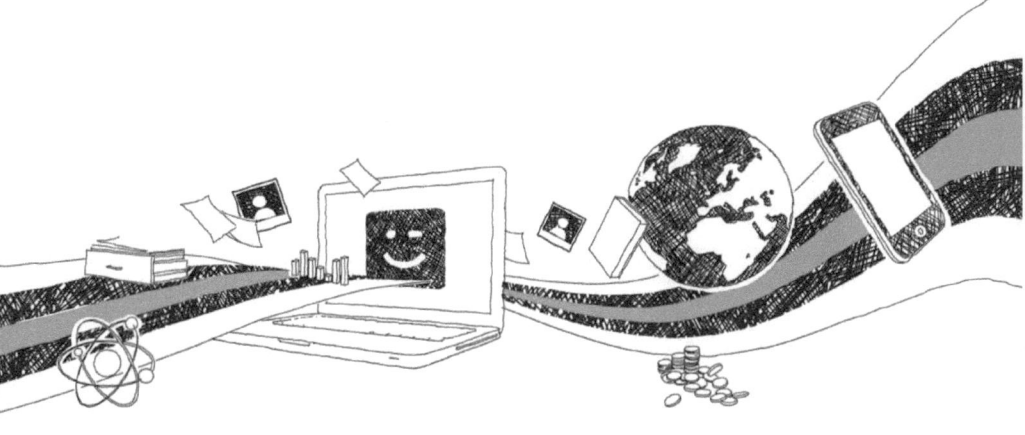
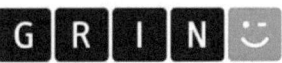